Pflegedokumentation

Vjenka Garms-Homolová · Gabriele Niehörster

PFLEGEDOKUMENTATION

AUSWÄHLEN UND ERFOLGREICH ANWENDEN IN PFLEGEEINRICHTUNGEN

Vincentz Verlag · Hannover

Diese Broschüre ist im Rahmen des Forschungsprojekts
„Möglichkeiten und Grenzen selbständiger Lebensführung in
Einrichtungen der Alten- und Behindertenhilfe" entstanden, das
im Auftrag des Bundesministeriums für Familie, Senioren,
Frauen und Jugend durchgeführt wurde, und an dem mehrere
Institute beteiligt waren. Die Autorinnen dieser Praxishilfe
untersuchten, auf welche Weise die Aufdeckung von
Potentialen alter Menschen in der täglichen Arbeit im Heim
verbessert werden könnte. Interessierte Leser möchten wir an
dieser Stelle auf unseren Forschungsbericht mit den
detaillierten Ergebnissen der Untersuchung hinweisen, der
demnächst über das Ministerium für Familie, Senioren, Frauen
und Jugend erhältlich sein wird.

Die Deutsche Bibliothek - CIP-Einheitsaufnahme

Garms-Homolová, Vjenka:
Pflegedokumentation : auswählen und erfolgreich anwenden in
Pflegeeinrichtungen / von Vjenka Garms-Homolová und Gabriele
Niehörster. - Hannover : Vincentz, 1997
ISBN 3-87870-087-3

Druck: poppdruck Langenhagen
ISBN 3-87870-087-3

Vorwort

Die adäquate Bewertung von vorhandenen und potentiellen Fähigkeiten der Klienten und Bewohner von Einrichtungen der Langzeitbetreuung und Altenhilfe stellt eine herausfordernde Zukunftsaufgabe dar.

> Sie ist die Voraussetzung der Selbständigkeitsförderung und

> zudem die Voraussetzung für mehr Lebensqualität, denn die Fähigkeiten sind mit Selbständigkeit und Zufriedenheit eng verbunden.

> Die Kenntnisse der systematischen, kontinuierlichen, umfassenden Potentialbewertung gehören zur professionellen Langzeitpflege und sind eine wichtige Vorbedingung für die Qualität der Pflege.

Die pflegerische Einschätzung sowie Beurteilung von Fähigkeiten und Potentialen sind in der Pflege noch unüblich. In anderen Bereichen der Langzeitversorgung – etwa in der Geriatrie und Rehabilitation – gehören sie zunehmend zu Alltagsroutinen. Ein Grund für dieses Defizit in der Pflege ist das Fehlen (oder die unzureichende Kenntnis) geeigneter Instrumente. Noch wird die pflegerische Einschätzung überwiegend mit den derzeit auf dem Markt befindlichen Dokumentationsinstrumenten vorgenommen, die sämtlich erhebliche Mängel aufweisen. In dieser Broschüre wird aufgezeigt, daß man auch mit diesen Instrumenten mehr erreichen kann, wenn man sie gründlich bewertet, sorgfältig auswählt und in die Alltagsroutine der Langzeitpflegeeinrichtung behutsam einbezieht.

Inhalt

1 Einführung

Gründe für den Umzug in ein Heim mögen individuell sehr unterschiedlich sein, jedoch spielen die sich verschlechternde Gesundheit, Abnahme der Kräfte und Einschränkung der körperlichen sowie geistigen Funktionsfähigkeit immer eine wichtige Rolle. Obwohl bei den meisten HeimbewohnerInnen die Möglichkeiten der völlig unabhängigen Lebensführung eingeschränkt und Hilfen, Pflege, Behandlung in einem oft beträchtlichen Ausmaß erforderlich sind, bleiben in der Regel noch Fähigkeiten erhalten, um (mindestens bestimmte) Entscheidungen zu treffen und sich ein Stück der Unabhängigkeit zu bewahren. Von diesen Fähigkeiten hängt die Lebensqualität der Menschen im Heim unmittelbar ab – das beweisen zahlreiche wissenschaftliche Untersuchungen und nicht zuletzt auch die Alltagsbeobachtungen. Wer also für die Lebensqualität von HeimbewohnerInnen und für Qualität der Pflege und Betreuung eintritt, der muß darauf hinarbeiten, daß die Selbständigkeit der HeimbewohnerInnen erhalten und soweit wie möglich gefördert wird.

Gezielte Einschätzung von Fähigkeiten und Potentialen ist für die Erhaltung und Förderung der Selbständigkeit unerläßlich

MitarbeiterInnen in Heimen und in der Langzeitversorgung tun sich häufig mit dieser Aufgabe schwer, weil sie unsicher sind, was sie den BewohnerInnen noch zumuten dürfen. Vielfach passen die Fähigkeiten der Menschen im Heim nicht in das Versorgungskonzept, manchmal werden sie nicht richtig erkannt. Denn das Einschätzen von individuellen Potentialen alter (chronisch kranker und beeinträchtigter) Menschen ist eine komplexe Aufgabe, für die eine besondere Qualifikation benötigt wird. Sie sollte systematisch und kontinuierlich wahrgenommen werden und erfordert den Einsatz von Instrumenten, die es erlauben, den Zustand der BewohnerInnen genau zu erfassen und Entwicklungsmöglichkeiten vorherzusagen. Das Erkennen der Fähigkeiten und die Einschätzung von Potentialen gelingen am besten auf der Grundlage des interdisziplinären Sachverstandes. Der Pflege kommt dabei eine Schlüsselfunktion zu.

Interdisziplinäre Aufgabe

Viele Pflegekräfte haben den Anspruch, ganzheitlich und aktivierend, nicht nur verwahrend, zu pflegen. In der Alltagsroutine geht dieser Anspruch unter dem Zeit- und Leistungsdruck nicht selten verloren, oder er wird schnell als wirklichkeits- und praxisfremd aufgegeben. Ganzheitliche, aktivierende und potentialfördernde Pflege ist aber nicht nur von dem Engagement und Willen der MitarbeiterInnen abhängig, sondern erfordert eine Systematik und geeignete Hilfsmittel. In der Geriatrie und Rehabilitation stehen bereits Beurteilungs- und Meßinstrumente (Assessments) zur Verfügung, mit denen Fähigkeiten und Einschränkungen sehr genau bestimmt werden können.

Für die Einschätzung von Potentialen sind geeignete Instrumente notwendig

In der Pflege setzen sich entsprechende Verfahren erst allmählich durch. Sie gehören jedoch zum Pflegeprozeß, der auf einer Einschätzung und Beurteilung des Klientenzustandes – der Stärken und Probleme – basieren soll. Ein wichtiges Instrument der pflegerischen Einschätzung (= das pflegerische Assessment) ist die Pflegedokumentation. Dieses Buch hilft, die Pflegedokumentation als Werkzeug für die Erkennung, Erhaltung und Förderung von individuellen Potentialen nutzbar zu machen. Es gibt einige Hilfestellungen für die Auswahl und Einführung von geeigneten Instrumenten und für die Pflegeplanung. Dieser Leitfaden ersetzt keine Lehrbücher, die die Ein- und Durchführung von Pflegeplanung zum Gegenstand haben. Im Gegenteil, er ergänzt diese durch weiterführende Literaturhinweise.

Pflegerisches Assessment = 1. Schritt im Pflegeprozeß

Pflegedokumentation könnte der Potentialerkennung dienen

2 Funktion und Bedeutung von Pflegedokumentation

„Pflegedokumentation und Pflege, das ist als ob man jemandem den Auftrag gibt, eine Baugrube auszuheben und als Werkzeug einen Löffel zur Verfügung stellt." (Aussage eines Praktikers)

Viele MitarbeiterInnen von Pflegeeinrichtungen sehen keinen konkreten Nutzen der Pflegedokumentation für ihre pflegerische Arbeit. Die Ansicht, Pflegedokumentation diene vor allem bürokratischen Zwecken, ist noch weit verbreitet. Allenfalls scheint die Pflegedokumentation die notwendige rechtliche Absicherung zu bieten. Bedenkt man, wieviel Zeit und Energie in manchen Heimen in die Pflegedokumentation einfließen, gewinnt man die Überzeugung, daß die Pflege mehr Nutzen aus diesem Instrument ziehen sollte. Noch wird sie nur ausnahmsweise für die Planung der Pflege verwendet. Und noch seltener kommt sie den BewohnerInnen zugute.

Pflegedokumentation hat vielfache Bedeutung

„Bei uns liest sie keiner" – so die häufige Bewertung der Pflegedokumentation durch Pflegedienstleitungen und MitarbeiterInnen. Tatsächlich wird die Pflegedokumentation bisher meist nur zum Leistungsnachweis und zur rechtlichen Absicherung geführt und das, obwohl die Pflegedokumentation in der Langzeitpflege gleich mehrere Funktionen hat:

▶ die Dokumentationsfunktion;

▶ die Informationsfunktion;

▶ die Kontrollfunktion und

▶ die Dispositionsfunktion.

Was bedeutet das im einzelnen?

Dokumentationsfunktion: Mit der Pflegedokumentation können Pflegebedarf, Pflegezustand und Pflegeverläufe kontinuierlich und nachvollziehbar erfaßt und beschrieben und evaluiert werden.

Informationsfunktion: Die Pflegedokumentation ist der zentrale Informationsträger für alle am Pflegeprozeß beteiligten MitarbeiterInnen. Mit ihr ist der Informationsfluß gewährleistet, sie schützt vor Informationsverlusten und Übertragungsfehlern und bietet so die Kommunikationsbasis für alle an der Betreuung Beteiligten.

Informationsfluß

Kommunikationsmedium

Kontrollfunktion: Die Pflegedokumentation dient zur rechtlichen Absicherung der PflegemitarbeiterInnen. Im Klagefall kann mit einer lückenlos geführten Pflegedokumentation eine fachgerechte Behandlung nachgewiesen werden. Außerdem kann sie sowohl einrichtungsintern als auch extern zum Nachweis und zur Kontrolle der Pflegequalität verwendet werden.

Kontrollierbarer Nachweis

Dispositionsfunktion: Die Pflegedokumentation ist auch ein Organisationsmittel und dient der Koordination von Arbeitsabläufen, Dienstplangestaltung, Anfertigung von Stellenbeschreibungen, nicht zuletzt auch der Kalkulation von Sachmitteln und Kosten.

Organisationsmittel

Mit diesen Aufgaben sind die Möglichkeiten der Pflegedokumentation bei weitem nicht ausgeschöpft, vor allem auch deshalb nicht, weil die Resultate nicht unmittelbar den BewohnerInnen, sondern vielmehr der Einrichtung und deren organisatorischen Belangen zugute kommen. In der *Übersicht 1* ist aufgezeigt, was die Pflegedokumentation leisten kann, wenn es um die Fähigkeiten und Potentiale von Menschen in der Langzeitbetreuung geht.

Fähigkeiten und Potentiale im Pflegeprozeß

Bedeutung der Pflegedokumentation für die Aufdeckung von Fähigkeiten und Erkennung von Potentialen der BewohnerInnen

✗ Zusammenfassung aller Beobachtungen, Informationen und Kenntnisse über den Heimbewohner / die Heimbewohnerin, seine / ihre Stärken, Schwächen und Probleme.

✗ Entscheidungsfindung hinsichtlich der Notwendigkeit und Möglichkeit, mit pflegerischen Maßnahmen die Fähigkeiten, Potentiale oder die Ursachen der Beeinträchtigungen zu beeinflussen.

✗ Planung, in welcher Weise das geschehen und was im einzelnen erreicht werden sollte.

✗ Einbeziehung von Informationen anderer Berufsgruppen (z. B. Ärzte, Beschäftigungstherapeuten etc.).

✗ Verlaufsdokumentation der Maßnahmen, die tatsächlich ergriffen wurden.

✗ Bewertung der erreichten Ziele und aller Veränderungen.

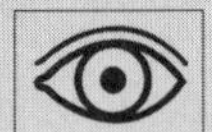

Pflegeprozeß Die in der *Übersicht 1* genannten Schritte entsprechen dem Ablauf des Pflegeprozesses, zu dem folgende Aufgaben gehören

▶ Informationen über die Klienten sammeln,

▶ Probleme und Ressourcen identifizieren,

▶ angemessene Pflegeziele festlegen,

▶ erforderliche Pflegemaßnahmen planen,

▶ die Durchführung dieser Maßnahmen dokumentieren,

▶ Ergebnisse überprüfen.

Wie kann erreicht werden, daß von der Pflegedokumentation nicht nur die Pflegeorganisation, sondern vor allem BewohnerInnen stärker als bisher profitieren?

- Pflegedokumentationen und Pflegeplanung sollen nicht abgekoppelt werden. (Bislang wurde nur die Pflegedokumentation, nicht aber die Pflegeplanung in den meisten Heimen eingeführt.)
- „Geplant" wird mit einer zuverlässigen und genauen Pflegedokumentation. (Viele Pflegedokumentationssysteme weisen beträchtliche Mängel auf und eignen sich nicht als Grundlage der Pflegeplanung.)
- Pflegedokumentation wird sachgerecht angewandt.
- MitarbeiterInnen lernen, wie sie die Pflegedokumentation für ihre alltägliche Arbeit nutzen können.

Die „ganzheitliche" Pflege beruht auf einer umfassenden Einschätzung der BewohnerInnen, die nicht nur Pflegeprobleme, Einschränkungen und Funktionsverluste, sondern ebenso Stärken und Fähigkeiten haben, die als Ressourcen und Potentiale berücksichtigt und in die Betreuungsplanung einbezogen werden. Die Pflege und Betreuung haben die Kompensation der Verluste und Einschränkungen, den Erhalt und die Förderung der Potentiale und damit ein Maximum an Selbständigkeit der BewohnerInnen zum Ziel. Diese zunächst sehr allgemein anmutenden Grundsätze werden in der *Übersicht 2* konkretisiert.

Ziele der Langzeitbetreuung und Pflege

✗ Pflegekräfte sollen in der Lage sein, die BewohnerInnen an dem Pflegeprozeß stärker partizipieren zu lassen.

✗ Pflegekräfte sollen so pflegen, daß die BewohnerInnen so weit selbständig bleiben, wie nur möglich.

✗ Pflegekräfte helfen den BewohnerInnen, sich körperlich, psychisch, sozial und spirituell wohlzufühlen.

✗ Pflegekräfte sollen ein Maximum an Bequemlichkeit sicherstellen, dieses speziell für die gänzlich geschädigten und abhängigen BewohnerInnen.

✗ Pflegekräfte unterstützen die Schwerstpflegebedürftigen und diejenigen BewohnerInnen, deren Todesrisiko hoch ist.

✗ Pflegekräfte versuchen zu erreichen, daß die Bedürfnisse der BewohnerInnen nicht den Bedürfnissen der Institution gänzlich untergeordnet werden.

✗ Pflegekräfte bemühen sich, die Freiheitsbeschränkungen, seien es Medikamente, Verbote oder physische Zwangsmittel, aus der Pflege zu verbannen.

✗ Pflegekräfte sind Anwälte, Angehörige und Freunde der BewohnerInnen.

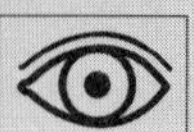

3 Der Pflegeprozeß

Vor der Erörterung der Pflegedokumentation und ihrer einzelnen Bestandteile im Zusammenhang mit Fähigkeiten und Potentialen der Klientinnen/Klienten werden einige Hinweise zur Pflegeplanung gegeben. Mittlerweile sind dem Pflegeprozeß und der Pflegeplanung viele Veröffentlichungen gewidmet. Da diese Abhandlungen jedoch häufig sehr theoretisch sind, sollen sie an dieser Stelle durch einzelne handlungsorientierte Aspekte ergänzt werden.

Zunächst sei auf ein Sprachproblem aufmerksam gemacht. Die Begriffe „Pflegeprozeß" und „Pflegeplanung" werden häufig synonym verwendet. Die dadurch entstehende Verwirrung läßt sich jedoch leicht auflösen. Mit dem Ausdruck „Pflegeprozeß" wird allgemein ein pflegerisches Vorgehen bezeichnet, dessen Ablauf in vier Schritte zerlegt werden kann. Dazu gehören:

Pflegeprozeß und Pflegeplanung

Schritte des Pflegeprozesses

▶ Einschätzung des Pflegebedarfs,
▶ Planung der Pflege,
▶ Ausführung der Pflege,
▶ Evaluation der Pflege/Ergebniskontrolle.

Diese Schritte bilden einen Regelkreis, sie sind also nicht isoliert voneinander zu vollziehen, vielmehr baut jeder Schritt auf dem Vorangehenden auf. Die Trennung der Schritte ist nur analytischer Natur, denn in der Praxis geht jeder Schritt in den nächsten über *(siehe Abbildung nächste Seite)*.

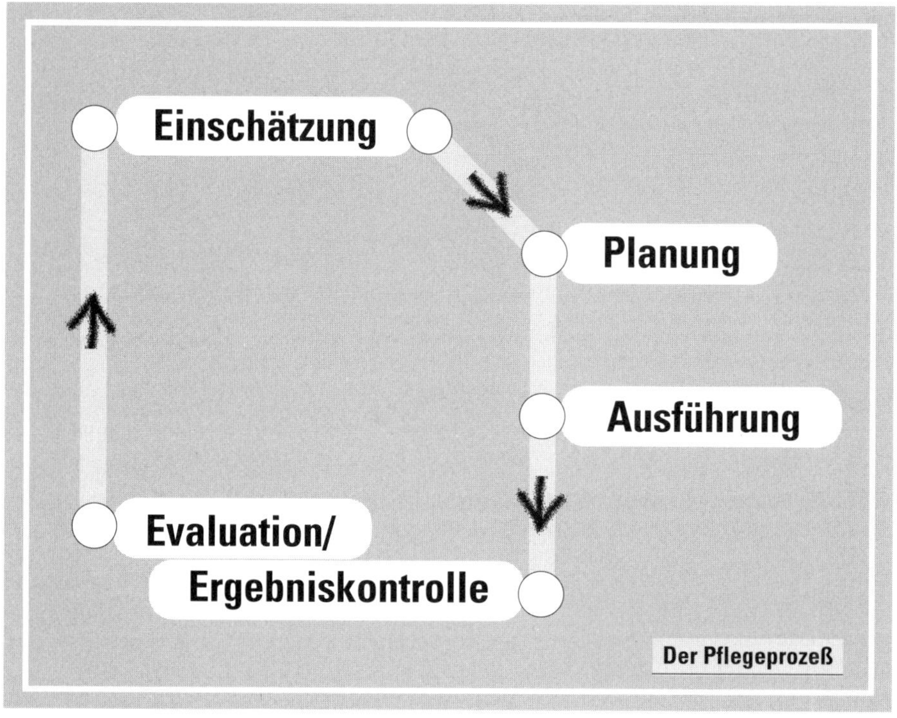

In diesem Schema stellt die Pflegeplanung lediglich einen Schritt dar. Vielfach wird sie aber weiter differenziert, so daß die

▸ Festlegung von Pflegezielen,
▸ Planung von Pflegemaßnahmen

getrennt ausgewiesen werden.

Bezogen auf die Fähigkeiten und Potentiale von BewohnerInnen, die systematisch aufgedeckt und gefördert werden sollen, stellen sich dabei Fragen, die in der *Übersicht 3* aufgelistet sind.

Der Pflegeprozeß, die Aufdeckung von Fähigkeiten und das Erkennen von Potentialen der BewohnerInnen

Schritte des Pflegeprozesses	Potentialerkennung
1 Einschätzung des Pflegebedarfs	▶ Welche Fähigkeiten sind vorhanden? ▶ Welche Probleme sind vorhanden? ▶ Welche Fähigkeiten sind akut oder langfristig bedroht? ▶ Welche Fähigkeiten werden unterfordert?
2 Planung der Pflege	▶ Was soll erreicht werden? Besonders: Fähigkeiten erhalten, Abbau verhindern, Potentiale fördern ▶ Welche (Pflege-)Maßnahmen sind erforderlich? ▶ Auf welche Pflegemaßnahmen kann verzichtet werden?
3 Ausführung der Pflege	▶ Was ist erforderlich, um das Pflegeziel zu erreichen? ▶ Wie kann negativen (Neben-)Effekten vorgebeugt werden? ▶ Kann der/die BewohnerIn mitbestimmen? Grundsatz: So wenig Hilfe, wie möglich, so viel Pflege, wie nötig. Nur durch Kooperation mit den BewohnerInnen und anderen, am Prozeß beteiligten Berufsgruppen, können Erfolge erzielt werden.
4 Evaluation der Pflege / Ergebniskontrolle	▶ Ergebnis untersuchen ▶ Pflege- und Versorgungsverlauf kontrollieren ▶ Entwicklung des Bewohners beurteilen.

① Der Pflegeprozeß beginnt mit einer umfassenden pflegerischen Einschätzung/Pflegeanamnese. Sie sollte bei der Aufnahme beziehungsweise in den ersten Tagen nach der Aufnahme für jeden Bewohner und jede Bewohnerin durchgeführt werden, auch wenn augenscheinlich kein Pflegebedarf vorliegt. Außerdem muß regelmäßig eine Neueinschätzung erfolgen, auf jeden Fall ist sie nach gravierenden Ereignissen oder Veränderungen, wie Krankenhausaufenthalten und Stürzen, unerläßlich.

Grundsätze

▶ Achten Sie bitte darauf, daß Sie nicht nur den körperlichen Zustand, sondern auch die emotionalen Faktoren (z. B. Freude und Liebe zu anderen Menschen und Lebewesen) erfassen. Eine genaue Erhebung des geistigen Zustandes und der sozialen Faktoren sollte nicht fehlen.

▶ Führen Sie diese Einschätzung nicht „freihändig" durch. Prüfen Sie, ob in Ihrer Pflegedokumentation differenzierte Formulare für diesen Zweck vorhanden sind. Wenn nicht, besorgen Sie sich ein Instrument, das alle Bereiche berücksichtigt. Eventuell können Sie selbst eine Checkliste zusammenstellen und erproben.

**Abstimmung und
Definition**

Für alle Bereiche der Einschätzung, so auch für die „Aktivitäten des täglichen Lebens", die sogenannten ATL, sollte eine Liste mit genauen Definitionen vorhanden sein oder notfalls angelegt werden. Nur wenige verfügbare Dokumentationssysteme enthalten diese Arbeitshilfe, die jedoch notwendig ist, um ein gemeinsames Verständnis bei allen MitarbeiterInnen zu entwickeln.

Was verstehen Sie zum Beispiel unter der Eintragung „Der Patient ist hilflos?" Wie äußert sich diese Hilflosigkeit, und wie wird sie bei Ihnen in der Einrichtung bemessen?

‣ Bitte achten Sie darauf, daß nicht nur der Hilfe-/
Pflegebedarf, Probleme, Funktionsverluste und
Krankheiten, sondern vor allem auch die Fähigkeiten und „Stärken" der BewohnerInnen berücksichtigt werden.

‣ Die pflegerische Einschätzung sollte in einem
festgelegten Zeitraum erstellt werden, z. B.
innerhalb von zwei Wochen nach dem Einzug.
Ebenso sollten Zeitpunkte für eine regelmäßige
Überprüfung festgelegt werden, z. B. alle drei
Monate.

② Die Pflegeplanung sollte auf der pflegerischen Einschätzung basieren und möglichst vom gesamten
Pflegeteam erstellt werden. Auf jeden Fall ist ein Aus-
tausch zwischen den Pflegekräften erforderlich. Die
Erfahrungen und Erkenntnisse auch anderer an der
Pflege beteiligter Professionen sollten in die Pflegeplanung einbezogen werden.

‣ Dokumentieren Sie alle auf der Grundlage der
pflegerischen Einschätzung erkannten Probleme
und Einschränkungen der BewohnerInnen in
möglichst einfachen, beschreibenden Sätzen. Zu
allgemeine Formulierungen sind nutzlos, weil sie
nicht zu einer Handlung auffordern. Was kann
man schon mit der Feststellung „Der Patient ist
hilflos" anfangen? Wenn aber dokumentiert wird,
daß sich der Patient zwar anziehen kann, aber
nicht in der Lage ist, Knöpfe und Reißverschlüs-
se zu schließen, kann das Betreuungspersonal
richtig eingeteilt und das Maß der erforderlichen
Hilfe exakt festgelegt werden, ohne daß die noch
vorhandenen Fähigkeiten unberücksichtigt
bleiben.

‣ Bedenken Sie, daß in der Langzeitbetreuung
nicht alle sich abzeichnenden Probleme sofort
„behandelt" werden müssen. Häufig könnte eine
Behandlungsmaßnahme ein größeres Leiden
verursachen als ein Gesundheitsproblem, mit

dem eine Bewohnerin bereits seit Jahren lebt und an das sie sich fast schon „gewöhnt" hat. Deshalb müssen die verschiedenen Aspekte der pflegerischen Einschätzung in Beziehung gebracht werden, um zu beurteilen, ob die Einleitung einer Pflegemaßnahme erforderlich ist oder nicht.

Pflegeziele

③ Ausschlaggebend ist die Zielbestimmung: Was soll in diesem individuellen Fall erreicht werden? Und was ist unter der Beachtung sämtlicher Aspekte der individuellen pflegerischen Einschätzung sowie unter der Prüfung von Rahmenbedingungen im Heim überhaupt erreichbar? Wie soll später der Erfolg überprüft werden?

Maßnahmenplanung

④ Auch die notwendigen und angemessenen Maßnahmen müssen individuell festgelegt werden, wobei sie sowohl für das Pflegepersonal als auch für die BewohnerInnen verständlich sein sollten. Alle Maßnahmen sind zu dokumentieren. Es muß ein genauer und verbindlicher Zeitrahmen für die Realisierung der Ziele und Durchführung der Maßnahmen freigesetzt werden. Sowohl Pflegeziele als auch die

Erhaltung und Förderung

Pflegemaßnahmen können fördernde, präventive, erhaltende, therapeutische oder palliative Funktion haben. Werden vom Pflegeteam für sinnvoll und erforderlich gehaltene Ziele und Maßnahmen von der Bewohnerin abgelehnt, ist das zu berücksichtigen und zu dokumentieren. Alle an der Pflege beteiligten Personen sind über die im Pflegeplan vereinbarten Pflegeziele und Maßnahmen in Kenntnis zu setzen.

Zielerreichung/ Ergebniskontrolle

Pflegemaßnahmen sind regelmäßig durchzuführen. Die Ausführung der Pflegemaßnahmen wird dokumentiert. Für deren Überprüfung und Maßnahmen sind Zeiträume vereinbart, nach deren Ablauf überprüft werden sollte,

a) was erreicht werden konnte und

b) ob sich die Maßnahmen bewährt haben.

⑤ Die **Überprüfung** ist auch dann notwendig, wenn sich der Zustand oder die Betreuungssituation des Bewohners/der Bewohnerin gravierend verändert hat, z. B. die Klientin mußte sich zwischenzeitlich einer Operation im Krankenhaus unterziehen, oder ein altes Leiden macht sich bemerkbar etc.

Entsprechend den Ereignissen dieser Überprüfung müssen entweder die Ziele, die Maßnahmen oder die Zeiträume angepaßt oder verändert werden. Spätestens hier ist eine neue, umfassende Einschätzung fällig. Beide – die Überprüfung und die neue Einschätzung – können zu einer Veränderung des Pflegeplans führen.

Kontrolle und neue Einschätzung

4 Auswahl und Überprüfung einer Pflegedokumentation

In den Anfangskapiteln wurde mehrmals unterstrichen, daß die pflegerische Einschätzung nur dann zur Aufdeckung der vorhandenen Fähigkeiten und Potentialen von den BewohnerInnen der Langzeitbetreuung beitragen kann, wenn sie systematisch durchgeführt wird: am besten mit geeigneten, standardisierten Instrumenten. Als „geeignet" werden nach Meinung von Fachleuten die Instrumente betrachtet, die

a) auf einem tragfähigen, theoretischen Konzept basieren,
b) klare Zweckbestimmungen aufweisen,
c) eindeutigen, adäquaten Zielen dienen,
d) eine umfassende Einschätzung ermöglichen, die einzelne Inhalte verbinden (inhaltskonsistent sind),
e) methodische Gütekriterien erfüllen,
f) standardisiert sind,
g) sich für eine einfache Handhabung eignen
h) und spezialisiert für BewohnerInnen in der Langzeitbetreuung sind.

Aus internationalen Veröffentlichungen geht hervor, daß viele Instrumente schon vorhanden sind beziehungsweise, daß zahlreiche Methoden gegenwärtig entwickelt und erprobt werden. Sie verbinden den Sachverstand der Medizin, sozialwissenschaftliche Methodologie, Wissensbestände der Geriatrie und Rehabilitation mit den theoretischen Konzepten und dem Handlungswissen der Pflegewissenschaft und finden zunehmend Eingang in die Praxis der Pflege, speziell auch in den Einrichtungen der Langzeitbetreuung. In Deutschland sind nur wenige dieser

Entwicklungen bekannt. Darüber hinaus herrscht eine Zurückhaltung gegenüber umfassenden Assessments.

Nur wenige dieser häufig mit einem großen Aufwand entwickelten Instrumente sind bereits auf deutsch verfügbar, nur ausnahmsweise existieren Versionen, die auf die deutsche Bevölkerung abgestimmt und standardisiert wurden. Verfügbar sind allein die für die Pflegedokumentation bestimmten Formulare. Sie erfüllen derzeit noch die Funktion des Instruments für die pflegerische Einschätzung.

In etwa einem Sechstel der stationären Altenhilfeeinrichtungen wird eine pflegerische Einschätzung (Assessment) entweder bei der Aufnahme neuer BewohnerInnen oder an einem anderen Zeitpunkt durchgeführt[1]. Etwa in der Hälfte dieser Einrichtungen geschieht dieses mit den für die Pflegedokumentation bestimmten Formularen, die nur bedingt für die pflegerische Einschätzung, mit der auch Fähigkeiten aufgedeckt und gefördert werden sollten, empfohlen werden können. Obwohl die Pflegedokumentation in ihrer heutigen Form ein gutes Assessmentinstrument nicht ersetzen kann, helfen diese Hinweise, alle Möglichkeiten der Pflegedokumentation zu Gunsten der Klienten und der Förderung ihrer Selbständigkeit auszuschöpfen.

4.1 Konzept

Das der Pflegedokumentation zugrunde liegende Konzept kann mit drei Fragen „hinterfragt" werden:

① Auf welcher theoretischen Grundlage ist die Pflegedokumentation entwickelt worden?

② Welches Menschenbild und welche Werte stehen hinter der Methode?

③ Wozu kann im einzelnen die Einschätzung genutzt werden, und wie nützlich erweist sie sich tatsächlich?

Gegenwärtig mangelt es noch an Theorien der Langzeitpflege. Die meisten der in Alteneinrichtungen verwendeten Dokumentationssysteme orientieren sich (wenn überhaupt) an theoretischen Modellen aus der Akutpflege. Sie wurden für die Akutpatienten entwickelt. Daraus ergeben sich Einschränkungen und „Schwächen" der Dokumentationssysteme, die jedoch durch eine gezielte Auswahl „abgemildert" werden können.

Fragen Sie bei der Auswahl des Dokumentationssystems, ob mit den Formularen

▶ neben Problemen auch die Stärken und Fähigkeiten erfaßt werden,

▶ neben „Pathologien" auch die „Fitnessgrade" und die Gesundheit im weitesten Sinne erhoben werden?

▶ Bildet die Dokumentation die gesundheitsbezogene Zufriedenheit und Lebensqualität ab?

▶ Wird verzeichnet, ob die Person in der Lage ist, Kontrolle über sich und die soziale und physische Umgebung auszuüben?

Achten Sie auf „die Ganzheitlichkeit". Sie äußert sich einerseits dadurch, daß die Pflegedokumentation neben den „kranken" Anteilen des Menschen auch seine „gesunden" Anteile zu erfassen sucht. Andererseits wird sie vor allem dadurch demonstriert, daß nicht nur der körperliche Zustand, sondern ebenso die psychischen, sozialen und lebensgeschichtlichen Bereiche berücksichtigt werden.

Für eine angemessene, umfassende Pflege und Versorgung ist die Gewährleistung des Informationsflusses zwischen den an der Versorgung beteiligten Berufsgruppen unerläßlich. Ein Instrument für die Langzeitversorgung müßte also als Minimalstandard einen solchen interdisziplinären Informationsaustausch ermöglichen, besser noch nach einer Berücksichtigung des Sachverstands der verschiedenen Berufsgruppen verlangen.

Verlaufsorientierung

Ein weiterer Anspruch auf das theoretische Konzept ist seine „Verlaufsorientierung", d. h. seine Eignung zur Abbildung und Erklärung von Veränderungen. Entsprechend sollte die Dokumentation sensibel auf Veränderungen reagieren und den Verlauf erfassen. Eine übereinstimmende Meinung findet sich dazu, daß es möglich sein muß, den Anfangszustand abzubilden (beim Heimeintritt), die Pflegeplanung zu unterstützen, den Pflegeverlauf und die Qualität der Leistungserbringung kontrollierbar zu machen und das Erreichte zu evaluieren. Die Darstellung von Pflegeverläufen hat oberste Priorität. Denn gerade hinter der großen Menge der erhobenen Daten können jene Hinweise auf subtile Veränderungen oder beginnende Gesundheitsprobleme eines Bewohners verschwinden, die aber für eine potentialerhaltende und potentialfördernde Pflege ausschlaggebend sind.

Pflegeverläufe müssen sichtbar sein

ÜBERSICHT 4

Ein Pflegedokumentationssystem für die Langzeitbetreuung und -pflege muß auf einem Konzept für die Langzeitversorgung basieren.

1. Es muß verlaufsorientiert sein:

    a) die kontinuierliche Erfassung einer Vielzahl von Daten über einen langen Zeitraum ermöglichen,

    b) Pflegeverläufe übersichtlich und einheitlich darstellen,

    c) Vergleiche erlauben.

2. Einschränkungen, Probleme sowie Fähigkeiten und Stärken erfassen und ganzheitlich ausgerichtet sein.

3. Einen multidisziplinären Ansatz verfolgen.

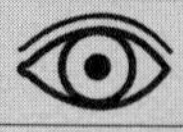

✓ Wurde die Pflegedokumentation für die Langzeitversorgung (Einrichtung für chronisch Kranke, Altenhilfe) entwickelt oder zumindest angepaßt?

✓ Welches Menschenbild und welche Werte stehen hinter der Methode?

✓ Wozu kann diese Pflegedokumentation im einzelnen genutzt werden? Und welche Erfahrungen liegen vor?

✓ Ist das Instrument verlaufsorientiert?

- Kann eine größere Anzahl von Informationen erfaßt und dokumentiert werden?

- Sind Formulare für die Dokumentation von Verläufen wie Berichtsblätter, Verlaufsbögen vorhanden?

- Sind Entwicklungen und Veränderungen über einen Zeitraum von mehreren Monaten erkennbar?

✓ Ist das Instrument nur defizit- oder auch potentialorientiert?

- Werden überwiegend oder ausschließlich Probleme, Einschränkungen, Behinderungen, Hilfe- und Pflegebedarf erhoben oder werden Fähigkeiten und Stärken und die Gesundheit berücksichtigt?

- Haben Sie die Möglichkeit, auch Wünsche und Bedürfnisse der Klienten zu dokumentieren?

✓ Ist ein multidisziplinärer Ansatz erkennbar?

- Sind für alle an der Pflege beteiligten Professionen Dokumentationsformulare wie Arztbericht, Therapieblätter und Angebotsblätter vorhanden?

4.2 Zweckbestimmung

Mit dem Ausdruck „Zweckbestimmung" ist die Frage „Warum überhaupt dokumentiert wird" angesprochen. Die Dokumentation, die „nur" für die Abrechnung, oder nur als „Leistungsnachweis für die Kasse" angefertigt worden ist, eignet sich in der Regel nicht dazu, als Grundlage der Pflegeplanung und einer potentialerhaltenden und -fördernden Pflege zu dienen.

Im Zusammenhang mit der Erkennung und Erhaltung der „noch" vorhandenen Fähigkeiten und Klientenpotentiale gelten folgende Grundsätze:

Auf keinen Fall soll „nur" dokumentiert und auf die Pflegeplanung beziehungsweise vorausschauende Bewohnerförderung verzichtet werden!

Geplante Pflege ist wirksamer als intuitive Pflege.

Mit einer Meßmethode und einer genauen Bestimmung des Zustandes und der Veränderungen kann man die individuelle Pflegeplanung besser als mit bloßem Augenschein vorbereiten.

Nicht nur die „Problem"-, sondern auch die Potentialerkennung steht im Mittelpunkt der Bemühungen um die pflegerische Bewohnereinschätzung und Diagnostik.

ÜBERSICHT 5

Pflegedokumentation muß eine angemessene und klare Zweckbestimmung aufweisen.

Zu den Zwecken von Pflegedokumentationen in der Altenpflege gehören:

✗ umfassende pflegerische Einschätzung,

✗ Identifizierung von Hilfe-, Pflege- und Rehabilitationsbedarf,

✗ Pflegeplanung,

✗ umfassende, individuelle und zugleich effiziente Leistungserbringung,

✗ Qualitätssicherung und Case-Management.

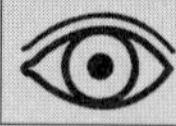

Worauf ist bei der Auswahl oder Überprüfung einer Pflegedokumentation zu achten?

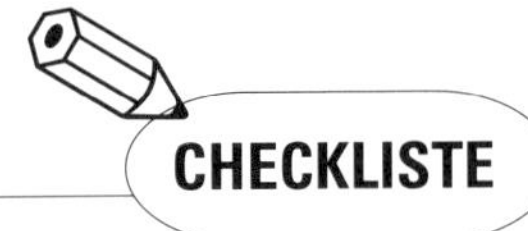

✓ Wozu wird dokumentiert?

✓ Ist mit der Pflegedokumentation eine umfassende pflegerische Einschätzung möglich?

- Sind Formulare für die pflegerische Einschätzung wie Stammblätter mit Anamneseteil, Anamneseblätter und Biographieblätter vorhanden?

✓ Kann neben dem Pflege- und Hilfe- auch der Rehabilitationsbedarf der Bewohner eingeschätzt werden?

✓ Dient die Pflegedokumentation unmittelbar der Pflegeplanung?

- Sind Formulare für die Pflegeplanung, d. h. für die pflegerische Einschätzung, Ziel- und Maßnahmenbestimmung, Durchführung der Maßnahmen, und Ergebniskontrolle vorhanden?

- Steht auf diesen Formularen genug Platz für die Dokumentation jedes Schrittes des Pflegeprozesses zur Verfügung?

✓ Kann mit dem Pflegedokumentationssystem die Art, Dauer und Häufigkeit der Leistungserbringung belegt werden?

✓ Kann die Pflegedokumentation als Grundlage der Qualitätskontrolle dienen?

✓ Ist eine Koordination der Versorgung/Case-Management möglich?

- Sind Pflegeverläufe überprüfbar?

- Sind die Veränderungen und deren Ursachen transparent erfaßt?

- Sind die für die Pflegeplanung und die Leistungserbringung verantwortlichen Personen erkennbar? Können Sie sich an der Dokumentation wirkungsvoll beteiligen?

- Können mit den Formularen alle notwendigen Informationen über Krankenhausaufenthalte und Rehamaßnahmen erfaßt werden?

- Stehen Formulare für die Überleitung der Bewohner in eine andere

4.3 Ziele

In der Pflege geht es nicht nur um Behandlung, sondern um Unterstützung, Erhaltung und Förderung. Deshalb soll die Pflegedokumentation die MitarbeiterInnen befähigen, Potentiale, die es zu erhalten und zu fördern gilt, wie klein diese auch sein mögen, aufzudecken und zu unterstützen.

Primäres Ziel muß die Gewährleistung der Lebensqualität der BewohnerInnen sein. Untrennbar damit verbunden ist der Erhalt der größtmöglichen Selbständigkeit und Autonomie.

Lebensqualität

Selbständigkeit und Autonomie

Die Voraussetzung für dieses Ziel ist die Pflege, mit der Fähigkeiten, Ressourcen und Potentiale der BewohnerInnen gefördert, deren Abbau verlangsamt und Verluste vermieden werden.

Verlangsamung des Abbaus und Verlustes

Diese Ziele können nur verwirklicht werden, wenn die Interessen, Wünsche und Bedürfnisse jedes einzelnen Bewohners beachtet werden.

Berücksichtigung der Interessen und Wünsche der BewohnerInnen

**Eine Pflegedokumentation soll zu klaren Zielsetzungen führen.
Zu diesen Zielen gehören vor allem:**

✗ Möglichst hohe Lebensqualität der BewohnerInnen,

✗ Erhaltung von Selbständigkeit und Autonomie,

✗ Erhalt und Förderung von Fähigkeiten, Ressourcen und Potentialen,
die Verlangsamung des Abbaus und Prävention von Verlusten,

✗ Wahrnehmung und Einbeziehung der Interessen, Wünsche und
Bedürfnisse der BewohnerInnen,

✗ Beteiligung der Angehörigen,

✗ Identifizierung des Rehabilitations- und Förderungsbedarfs.

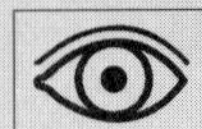

**Worauf ist bei der Auswahl oder Überprüfung
einer Pflegedokumentation zu achten?**

✓ Gibt die Pflegedokumentation oder geben ihre Einzelbestandteile
überhaupt Ziele vor?

▪ Ist es möglich, auf der Grundlage des Instrumentes Ziele
zu formulieren?

✓ Welche Ziele sind im einzelnen identifizierbar (auch aus Teil-
instrumenten)?

✓ Wie sind eventuelle Ziele formuliert: maßnahmebezogen, klienten-
bezogen, beides, sonstiges?

✓ Ist es vorgesehen, daß Ziele überprüft, evaluiert werden?

4.4 Inhalte

Die Frage, welche Inhalte in einer Pflegedokumentation für die Langzeitbetreuung und -pflege berücksichtigt werden müssen, beschäftigt viele Pflegemitarbeiter und Geriater. Dabei ergeben sich besondere Schwierigkeiten. Einerseits muß die Pflegedokumentation umfassend sein, andererseits kann jedoch nicht jede Information berücksichtigt werden, die auch nur annähernd eine Bedeutung für die Pflege und Betreuung haben könnte. Es kommt also darauf an, eine richtige Auswahl zu treffen, und nur die unerläßlichen Inhalte auszuwählen, ohne daß wichtige Bereiche des Lebens oder des Zustandes des Bewohners/der Bewohnerin entfallen. Informationen, die im Pflegeprozeß nicht genutzt werden, sollte man auch nicht dokumentieren. Eine weitere Forderung bezieht sich auf die inhaltliche Konsistenz der erhobenen Informationen. Diese Thematik wird im folgenden erörtert.

Das Prinzip „umfassend" zu dokumentieren und ebenso jenes „konsistente" Informationen zu sammeln, stehen in der Langzeitpflege in einem direkten Zusammenhang mit der Forderung nach der Ganzheitlichkeit. Es ist unumstritten, daß eine gute Dokumentation alle Komponenten der gegenwärtigen Gesundheit, Potentiale sowie Risiken einschließen sollte, wobei die „Funktionsfähigkeit" den Mittelpunkt bildet. Sie wird in der Regel aus verschiedenen Richtungen, entweder als die Kapazität und das Potential für die Bewältigung einer Aufgabe oder als die tatsächliche Leistungsfähigkeit (aufgrund von Beobachtungen oder Demonstration), gemessen. Da beide Verfahren Fehler produzieren können, empfiehlt sich die Kombination beider Methoden.

Die Einschätzung umfaßt:

▶ körperliche Funktionsfähigkeit;

▶ Selbstversorgungsfähigkeit;

- kognitive Fähigkeiten;
- psychosoziale Kompetenzen;
- emotional-psychische Funktionen;
- sensorische Fähigkeiten und Kommunikation; Gesundheitsrisiken;
- Krankheiten und Diagnosen, die die Funktionsfähigkeit beeinflussen und
- Beschäftigungen, Interessen und Gewohnheiten.

Pflegerelevante Inhalte

Es ist darauf zu achten, daß pflegerische bzw. pflegerelevante Informationen erhoben werden, erst in zweiter Linie werden medizinische Parameter gebraucht. Administrative oder demographische Inhalte genügen nicht.

Wirtschaftliche und soziale Situation

Darüber hinaus sind Angaben über das soziale Netz und die wirtschaftliche und soziale Situation der Bewohnerin/des Bewohners erforderlich.

Werte und Normen

Außerdem müssen für die Pflege relevante Werte und Normen der BewohnerInnen ermittelt und schließlich das Ausmaß des Hilfe- und Pflegebedarfs bestimmt werden.

Inhaltliche Konsistenz

Noch einmal soll unterstrichen werden, daß es nicht genügt, möglichst viele verschiedene Inhaltsbereiche zu berücksichtigen. Entscheidend sind nämlich die inneren Beziehungen zwischen diesen Bereichen. Eine bloße Aneinanderreihung von Informationen läßt sich weder in die Pflege- und Betreuungsplanung noch in konkrete Maßnahmen umsetzen. Viele latent vorhandenen Erkrankungen spielen beispielsweise in der Langzeitversorgung nur dann eine Rolle, wenn sie die Aktivitäten und die geistigen Fähigkeiten der BewohnerInnen beeinflussen. Oder ein anderes Beispiel: die Bewegungsfähigkeit und die geistigen Fähigkeiten sind von bestimmten Situationen, Umgebungsfaktoren, sogar von angstfreien zwischenmenschlichen Beziehungen abhängig. Deshalb müssen verschiedene Bereiche jeweils zusammen bewertet werden. Nur so wird der Anspruch der Ganzheitlichkeit eingelöst. Achten Sie darauf, ob die Pflegedokumentation, mit der Sie arbeiten wollen, die Möglichkeiten einer übersichtlichen Zusammenfassung aller Informationsbereiche bietet. Moderne Instrumente werden von Anfang an so konstruiert, daß sie eine hochgradige innere Konsistenz aufweisen.

Erforderliche Inhalte

✗ Die inhaltliche Ausgestaltung ist angemessen, wenn Sie die folgenden Fragen bejahen können:

✗ Werden umfassende Informationen dokumentiert?

✗ Können neben medizinischen auch pflegerische, soziale, administrative und demographische Informationen verzeichnet werden?

✗ Liegt das Schwergewicht bei pflegerischen Informationen?

✗ Wird die Funktionsfähigkeit erhoben? Wenn ja, in welchen Bereichen? Nur Probleme oder auch Fähigkeiten?

    a) Körperliche Funktionsfähigkeit, speziell Motorik, Mobilität, Behinderungen?

    b) Selbstversorgungsfähigkeit - mindestens in elementaren Bereichen (Waschen, Essen, An-/Ausziehen etc.), oder darüber hinaus (Umgang mit Geld, mit Verkehrsmitteln etc.)?

    c) Kognitive Fähigkeiten: Gedächtnis, Entscheidungsfähigkeit?

    d) Psychosoziale Kompetenzen, etwa im Umgang mit anderen Menschen?

    e) Sensorische Fähigkeiten und Kommunikation?

✗ Werden Krankheiten, inklusive neurologischer und psychiatrischer Befunde und Diagnosen dokumentiert?

✗ Werden Beschäftigungen, Interessen, Gewohnheiten, wohnrelevante Angaben, Verhaltens- / Bewegungsradius erhoben?

✗ Enthält die Dokumentation Basisangaben hinsichtlich des sozialen Netzes, der wirtschaftlichen und sozialen Situation (auch in der Vergangenheit)?

✗ Werden individuelle Werte, Normen (Religion, Verfügungen) dokumentiert?

✗ Wird das Ausmaß des Hilfebedarfs (Ausmaß, in welchem Betreuungs- bedarf vorhanden ist und welche Bedarfsfelder entstehen) erhoben?

✗ Besteht die Möglichkeit, in einer Zusammenfassung die einzelnen Bereiche aufeinander zu beziehen und die Zusammenhänge zu erkennen?

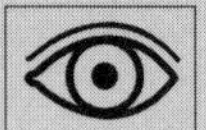

Worauf ist bei der Auswahl oder Überprüfung einer Pflegedokumentation zu achten?

✓ Achten Sie auf das Verhältnis von pflegerischen oder pflegerelevanten Inhalten zu medizinischen oder administrativen Daten!

✓ Die Funktionsfähigkeit muß umfassend berücksichtigt werden! Überprüfen Sie das Anamneseblatt, die Biographiebögen, Therapieblätter, Formulare für die Teilnahme an Aktivitäten, Formulare für die Erfassung einer Dekubitusgefährdung, Inkontinenzbögen hinsichtlich der folgenden Inhalte:

- Die Motorischen Fähigkeiten (Fein- und Grobmotorik), Mobilität der Bewohner (Bettlägerigkeit, Sitzen, Gehen und Treppensteigen, Transfer, Benutzung von Hilfsmitteln usw.) und bestehende Behinderungen.

- Die Selbstversorgungsfähigkeit der Bewohner in den Bereichen: Essen und Trinken, Körperpflege, An- und Auskleiden, Toilettenbenutzung, Zubettgehen und Aufstehen. An- und Ablegen von Hilfsmitteln, Benutzung von Hilfsmitteln, Ausführen pflegerischer und ärztlicher Verordnungen, Umgang mit Geld, Benutzung von Verkehrsmitteln, Telefonieren, Reinigung des Zimmers.

- Zeitliche, räumliche und personelle Orientierung. Gedächtnis.

- Umgang mit anderen Menschen (Kontaktfähigkeit, Verhaltensauffälligkeiten).

- Stimmung und Motivation (Aggression, Depression, Entscheidungen).

- Hör- und Sehfähigkeit, Schreib- und Sprechfähigkeit, sprachliches und schriftliches Verstehen, andere Kommunikationsformen.

- Gesundheitsrisiken wie: Dekubitusgefährdung, Sturzgefahr, Inkontinenz, Medikamenteneinnahme, Psychopharmakaverabreichungen.

- Krankheiten und Diagnosen, speziell aktivitätseinschränkende Diagnosen.

- Beschäftigungen, Hobbys, Interessen, Gewohnheiten

✓ Angaben über das soziale Netz der BewohnerInnen, und über die soziale und wirtschaftliche Situation auch in der Vergangenheit sind unerläßlich.

✓ Dokumentieren Sie die religiöse Einstellung der BewohnerInnen und ihre Verfügungen, z. B. hinsichtlich der Behandlung (keine Lebensverlängerung) und hinsichtlich des Ablebens (Pfarrer erwünscht, keine Anzeigen)!

✓ Pflege- und Hilfebedarf muß berücksichtigt werden.

✓ Beteiligen Sie Ärzte, Therapiemitarbeiter (z. B. Beschäftigungstherapeuten) an der Diskussion über die Auswahl der Inhalte, später an der Dokumentationsführung. Die Angaben dieser Berufsgruppen sollten einen angemessenen Platz finden.

✓ Eine Zusammenfassung, in der alle Bereiche aufeinander bezogen werden können, muß unbedingt vorhanden sein.

4.5 Methodische Güte und Standardisierung

Kriterium: „Methodische Güte"

Erfahrene Pflegemitarbeiterinnen sind vielfach fest davon überzeugt, daß sie ihre BewohnerInnen ohne weiteres richtig beurteilen können. Doch zeigen zahlreiche Studien, daß die Einschätzung der Fähigkeiten nicht einfach ist.

Häufig ist das Personal nicht in der Lage, zwischen den wirklich Hilfebedürftigen und den Bewohnern zu unterscheiden, die noch viele Aufgaben selbständig wahrnehmen können. Bezeichnenderweise treten die Schwierigkeiten nicht nur dort auf, wo es um die Einschätzung komplexer Fähigkeiten, z. B. der psycho-sozialen Kompetenzen und kognitiven Fähigkeiten, geht, sondern wenn elementare Fähigkeiten zur Selbstversorgung, Ausscheidungskontrolle usw. beurteilt werden sollen.

Die Erkennung von Potentialen und Fähigkeiten erfordert gute Methoden und entsprechende Instrumente, die „zuverlässig" und „genau" sind. Im Prinzip soll es möglich sein, die Fähigkeiten und Potentiale zu messen. Das Messen in der Pflege ist jedoch unüblich, oft auch unerwünscht. Bisher werden ausschließlich medizinische Parameter (Blutdruck, Temperatur) gemessen. Doch auch die Funktionsfähigkeit, emotionale, kognitive und soziale Fähigkeiten können „gemessen" werden. Für diese Bereiche wurden Meßinstrumente in der Geriatrie und der Rehabilitation entwickelt. Der Einsatz solcher Verfahren ist in der Pflege hierzulande noch weitgehend unbekannt. Pflegekräfte, die sie nur ungenau kennen, befürchten, durch den Einsatz von Meßinstrumenten kontrolliert zu werden. Andere MitarbeiterInnen nehmen an, daß das individuelle Arbeiten entfällt. Dabei ist gerade für die Gewährleistung einer individuellen Versorgung – also für das Vorgehen nach Angaben des Pflegeprozesses – eine pflegerischen Einschätzung und eine Ergebniskontrolle auf der Grundlage von genauen und einheitlichen Informationen unverzichtbar. Aus diesem Grund ist der Einsatz von standardisierten Meßverfahren in der Pflege unbedingt empfehlenswert. Die Gütekriterien solcher Meßverfahren sind:

Messung in der Pflege

Gütekriterien

- Objektivität, d. h. mit dem Meßinstrument muß jede Pflegekraft bei derselben Bewohnerin und unter den gleichen Bedingungen zu den gleichen Ergebnissen kommen. Es kann nicht sein, daß ein Patient von der Schwester X als verwirrt, von der Schwester Y als aufgeweckt und geistig rege eingestuft wird. Ohne Instrumente kommen jedoch solche Diskrepanzen häufig zustande. Mit „objektiven" Instrumenten können Verzerrungen, die aufgrund von Vorlieben und Vorurteilen entstehen, vermieden werden.

Objektivität

- Reliabilität, d. h. die Genauigkeit und Zuverlässigkeit der Messung.

Reliabilität

- Validität, d. h. die Garantie, daß mit dem Meßinstrument tatsächlich der Funktionsbereich gemessen wird, dessen Messung beabsichtigt ist.

Validität

So soll mit der Inkontinenzskala wirklich Inkontinenz, nicht jedoch Bewegungsbehinderung gemessen werden, die dafür ausschlaggebend ist, daß eine Bewohnerin die Toilette nie rechtzeitig erreicht.

Die Pflegedokumentationen erfüllen diese Gütekriterien bisher leider höchstens ausnahmsweise. In der Zukunft müssen neue Instrumente für die Pflegedokumentation auf der Basis der Wissensbestände mehrerer Disziplinen (nicht nur von der Pflege allein) entwickelt werden. Angesprochen ist hier beispielsweise das Know how, über das auf dem Gebiet der Assessments die Rehabilitationswissenschaft und Geriatrie mittlerweile verfügen. Die Instrumente müssen unter Beachtung methodologischer Anforderungen entwickelt werden. Es reicht nicht aus, sie probeweise da und dort einzusetzen und einzelne Erfahrungen zu sammeln! Notwendig ist eine Standardisierung, d. h. Prüfung der Validität, Objektivität und Reliabilität in kontrollierten Studien. Diese Entwicklungsarbeit ist nicht umsonst und sie ist nicht nur die Aufgabe der Pflege allein. Bis bessere, d. h. genauere und zuverlässigere Pflegedokumentationsinstrumente zur Verfügung stehen werden, muß man die vorhandenen Dokumentationen verbessern. Dazu können verschiedene Maßnahmen beitragen:

Definitionen Zunächst geht es um die bereits erwähnte Abstimmung über die Bedeutung einzelner Inhalte und Kategorien. Keine der Rubriken in den Formularen soll der „Kreativität und Phantasie" der einzelnen MitarbeiterInnen überlassen bleiben. Vielmehr muß verbindlich festgeschrieben werden, was sich unter dem Begriff „Zustand", „Hilflosigkeit", „Verbesserung" etc. verbirgt. Der ATL-Bereich „sich bewegen" darf nicht einmal nur die Bewegung im Bett und beim nächsten Mal „Spaziergänge" beschreiben. Es sollte mit eindeutigen Merkmalen beschrieben werden, die

jeder Mitarbeiter der Einrichtung in der gleichen Weise verwenden muß.

Entgegen der geläufigen Meinung sind strukturierte
Dokumentationsbögen, d. h. Instrumente, in denen
eine Auswahl an Antworten vorgegeben ist, den Dokumentationen vorzuziehen, die nur aus „offenen"
Fragen bestehen. Geschlossene Fragen erhöhen die
Vergleichbarkeit der erhobenen Information und ihre
Beantwortung ist weniger zeitaufwendig als die Su-
che nach Antworten auf offene Fragen. Eine Voraussetzung für die Verwendung von geschlossenen Fragen ist die genaue Definition der Kategorie und der
vorgegebenen Antwortmöglichkeiten. Offene Fragen
versprechen zwar eine größere Reichhaltigkeit an Informationen, jedoch sind sie meistens auch der Ge-
fahr eines enormen Informationsverlustes ausge-
setzt, der u.a. deshalb eintritt, weil ungenaue und
ungleiche Angaben eingetragen werden. Auch zeigen
Erfahrungen aus den Pflegeeinrichtungen, daß viele
MitarbeiterInnen nur ungern schreiben, während sie
keine Probleme mit dem Ankreuzen vorbereiteter
Vorgaben haben.

Strukturierung

Die Qualität der Pflegedokumentation kann durch
einheitliche und genaue Regeln verbessert werden.
Solche Instruktionen sollten einfach und eindeutig
darlegen, „Was", „Wann", „Wo" und „Wie" dokumentiert werden sollte.

Instruktionen

Die Dokumentationsbögen sollen auf jeden Fall den
Zeitrahmen und die Länge der Zeitintervalle ange-
ben, auf die sich die Informationen beziehen. So ist
es von entscheidender Bedeutung zu unterscheiden,
ob die Patientin „irgendwann mal" inkontinent war
oder ob sich die Inkontinenz in den letzten sieben
Tagen bemerkbar machte. Gerade in der Langzeitversorgung ist es entbehrlich, jede Angabe täglich
einzutragen, weil solche Informationen weder für die
Pflegeplanung, noch für die Klienten genutzt werden.

Zeitrahmen

Darüber hinaus gilt, daß kurze Zeiträume zwar die Genauigkeit der Informationen erhöhen, aber häufig nicht angemessen sind, weil sich ein bestimmtes Verhalten, Problem oder eine Fähigkeit vielleicht nur in größeren Zeitabständen manifestiert.

Eine Pflegedokumentation muß methodische Gütekriterien erfüllen und standardisiert sein.

1. Sie muß objektiv, reliabel und valide sein.

2. Die erhobenen Bereiche müssen eindeutig definiert sein.

3. Strukturierte Pflegedokumentation sollte vorgezogen werden.

4. Genaue Instruktionen für das Bearbeiten der Pflegedokumentation sollten vorliegen und verbindlich sein.

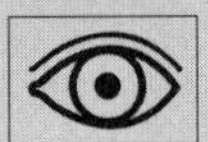

Worauf ist bei der Auswahl oder Überprüfung einer Pflegedokumentation zu achten?

✓ Stellen Sie fest, wie das Instrument entwickelt wurde, und ob und wo es erprobt wurde.

- Erfragen Sie beim Hersteller, wer die Autoren der Pflegedokumentation sind.

- Welche Berufsgruppen waren beteiligt?

- Welche Qualifikationen waren beteiligt?

- Wurde die Pflegedokumentation in Einrichtungen der Langzeitversorgung und Altenhilfe erprobt?

- Wie wurde die Erprobung vorgenommen? Wurde sie wissenschaftlich begleitet?

- Waren verschiedene Einrichtungen an der Erprobung beteiligt?

- Wurde die Erprobung kontrolliert und ausgewertet?

- Gibt es einen Bericht über diese Auswertung?

- Wurden Verbesserungsvorschläge eingearbeitet bevor das Instrument in den Handel kam?

- Wie lange ist die Dokumentation in der vorliegenden Form im Handel?

✓ Sind die Inhalte der Pflegedokumentation verständlich und eindeutig definiert?

- Wurden die Definitionen und das Verstehen der PflegemitarbeiterInnen in der Erprobung berücksichtigt?

✓ Ist die Pflegedokumentation überwiegend strukturiert?

- Sind die vorgegebenen Antworten differenziert, so daß die Inhaltsangabe angemessen erfaßt werden kann?

- Sind diese Antwortmöglichkeiten eindeutig zu verstehen?

✓ Gibt es ein Handbuch oder eine Musterdokumentation für die Pflegedokumentation?

✓ Enthält diese Musterdokumentation genaue Instruktionen über die Inhalte und den Zeitrahmen der Datenerhebung?

✓ Sind Instruktionen über die Methode der Datenerhebung und die Dokumentation vorhanden?

Worauf sollten Sie bei der Arbeit mit der Pflegedokumentation achten?

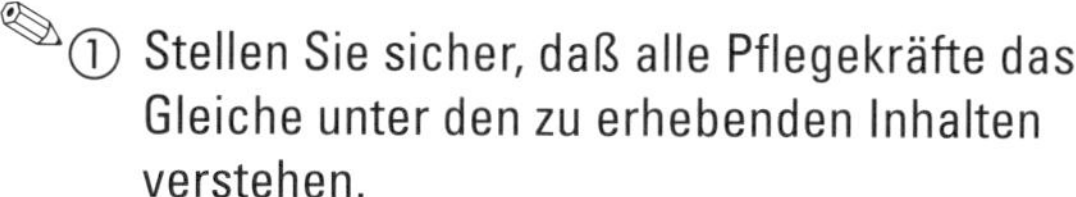

① Stellen Sie sicher, daß alle Pflegekräfte das Gleiche unter den zu erhebenden Inhalten verstehen.

② Beschreiben Sie die einzelnen Inhaltsbereiche möglichst genau und legen Sie fest, daß von diesen Vorgaben nicht abgewichen werden darf.

③ Vereinbaren Sie für die Erhebung des Hilfe- und Pflegebedarfs feste Kategorien. Definieren Sie diese Kategorien genau. Begriffe wie „Selbständig", „Teilweiser Hilfebedarf", „Unselbständig" sind nicht ausreichend. Es müssen Vereinbarungen darüber getroffen werden, was diese Begriffe bedeuten, damit jede Pflegekraft sie in der gleichen Weise versteht und verwendet.

④ Beschränken Sie die mit freiem Text auszufüllenden Abschnitte und Formulare auf ein Minimum.

⑤ Greifen Sie auf vorgegebene Antwortmöglichkeiten, Tabellen und Skalen zurück. Stellen Sie sicher, daß alle Antwortmöglichkeiten definiert und eindeutig zu verstehen sind.

⑥ Legen Sie fest, auf welche Zeiträume sich einzelne Angaben beziehen sollen, z. B. die

- letzten sieben Tage,
- letzten 30 Tage,
- letzten 90 Tage.

⑦ Vereinbaren Sie, welche Bereiche täglich auszufüllen sind, welche jedoch nicht täglich dokumentiert werden müssen. Diese Maßgabe bezieht sich einerseits auf den Zustand des Klienten. So ist es unnötig, täglich zu verzeichnen, daß Frau M. eine Rollstuhlfahrerin ist. Spätestens nach drei Monaten sollte jedoch überprüft werden, ob diese Angabe noch stimmt. Andererseits bezieht sie sich auf die Pflegemaßnahmen. Während freiheitsbeschränkende Maßnahmen täglich genau dokumentiert werden müssen, dient die Angabe, daß der Patientin X, die nicht in der Lage ist, aus ihrem Bett aufzustehen, aus dem Bett geholfen wurde, allenfalls als Leistungsnachweis. Für die Pflegeplanung hat diese Angabe keine Bedeutung und sollte deshalb nur alle drei Monate überprüft werden.

✎ ⑧ Fordern Sie vom Hersteller der Pflegedokumentation ein Handbuch oder eine Musterdokumentation mit genauen Instruktionen an.

- ▶ Falls ein solches Handbuch nicht erhältlich
  ist, entwickeln Sie im Team genaue Instruktionen für den Umgang mit der Pflegedokumentation.

- ▶ Legen Sie darin verbindlich fest, „Was",
  „Wann", „Wie", „Wo" und von „Wem" zu
  erheben und zu dokumentieren ist.

- ▶ Fügen Sie die vereinbarten Definitonen und
  Checklisten in das Handbuch ein.

- ▶ Schreiben Sie wenig, dokumentieren Sie die
  getroffenen Vereinbarungen möglichst
  einfach, kurz und präzise. Beschränken Sie
  sich auf die für die Pflegeplanung wirklich
  notwendigen Inhalte.

- ▶ Bewahren Sie das Handbuch und die Pflegestandards an einem für alle PflegemitarbeiterInnen gut zugänglichen Ort auf.

4.6 Handhabbarkeit

Eine Pflegedokumentation muß man leicht handhaben können. Die Handhabung hängt von einer detaillierten und verständlichen „Gebrauchsanweisung"
ab, die neben Funktionsbeschreibungen der einzelnen Formulare auch eine technische Beschreibung
über den Umgang mit einzelnen Bestandteilen, dem
Zubehör und den Hilfsmitteln enthält. Wichtig ist,
daß die Formulare übersichtlich gestaltet sind und
in der Bearbeitung möglichst wenig Zeit- und Schreibaufwand erfordern. Da eine Pflegedokumentation in
der Regel aus mehreren Formularen besteht, sollten
diese Formulare verschiedenfarbig sein. Eine Orien-
tierungshilfe, d. h. ein Verzeichnis oder Register sollten nicht fehlen. Reiter oder ein Signalleistensystem

**Kriterium: leichte
Handhabung
Gebrauchsanweisung**

**Übersichtliche
Formulare
Wenig
Schreibaufwand**

Orientierungshilfen

können die Koordinierung der Dokumentationsteile erleichtern. Von Bedeutung gerade in der Langzeitpflege ist eine übersichtliche Darstellung von Pflegeverläufen.

Besonderes Augenmerk sollte auch auf die Zubehörartikel (Mappe, Schnellhefter etc.) gelegt werden. Wichtig sind vor allem die

▶ Praktikabilität,

▶ Arbeitssicherheit

▶ und Haltbarkeit.

In der Zukunft wird die Nutzung von EDV für die Pflegedokumentation gerade im Bereich der Langzeitbetreuung und Altenhilfe unentbehrlich sein. Die Voraussetzungen dafür sind eine geeignete Hardware und Software. Mit der letzteren sollte sowohl die Datenerhebung als auch die Pflegeplanung und die Datenauswertung einfach und praktikabel möglich sein. Solche Programme sind heute vielfach noch nicht verfügbar. Denn die meisten angebotenen Programme und auch die in den Einrichtungen vorhandene Grundausstattung weisen in diesen Bereichen Defizite auf. Eine EDV Lösung ist nur dann zu empfehlen, wenn sie eine wirkliche Arbeitserleichterung darstellt und wenn alle Schritte des Pflegeprozesses in das Programm integriert sind. Weitere Empfehlungen zum Einsatz von EDV für die Pflegedokumentation und Pflegeplanung entnehmen Sie den Literaturhinweisen im Anhang.

Eine Pflegedokumentation muß einfach zu handhaben sein.

✗ Sie muß eine Gebrauchsanweisung mit der technischen Beschreibung und Funktionsbeschreibungen umfassen.

✗ Die Formulare müssen übersichtlich gestaltet sein und in der Bearbeitung wenig Zeit- und Schreibaufwand erfordern.

✗ Orientierungshilfen, wie Verzeichnisse, Register oder abgestufte Formulare, sollten nicht fehlen.

✗ Reiter oder ein Signalleistensystem müssen enthalten sein.

✗ Informationen und Pflegeverläufe müssen übersichtlich darstellbar sein.

✗ Die angebotenen Zubehörartikel und Hilfsmittel müssen

 ❯ praktikabel,

 ❯ sicher und

 ❯ haltbar sein.

✗ Der Einsatz von geeigneter EDV ist empfehlenswert.

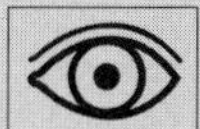

Worauf ist bei der Auswahl oder Überprüfung einer Pflegedokumentation zu achten?

✓ Gehört zu der Pflegedokumentation eine Gebrauchsanweisung?

 • Enthält diese Gebrauchsanweisung technische Beschreibungen über den Umgang mit den Bestandteilen, dem Zubehör und den Hilfsmitteln?

 • Enthält die Gebrauchsanweisung Funktionsbeschreibungen der einzelnen Formulare dieser Pflegedokumentation?

✓ Sind die Formulare übersichtlich gestaltet?

- Wird auf den ersten Blick ersichtlich, „Warum", „Was", „Wo"? auf bestimmten Formularen verzeichnet wird?

- Verlangt das Ausfüllen der Formulare viel Schreibarbeit?

- Sind die Formulare veschiedenfarbig?

✓ Enthält die Pflegedokumentation Orientierungshilfen?

- Gibt es ein Verzeichnis der Einzelformulare?

- Sind die Formulare numeriert?

- Gibt es ein Register oder sind die Formulare abgestuft?

- Folgt die Anordnung der einzelnen Formulare in einer Dokumentationsmappe einem klaren System?

- Sind sie geordnet
... nach der zeitlichen Abfolge der Durchführung?
... nach der Häufigkeit der Verwendung?
... nach dem Pflegeprozeß?

✓ Gibt es Reiter oder ein Signalleistensystem, mit dem sich Arbeitsabläufe koordinieren lassen?

✓ Sind die einzelnen Informationen leicht zu finden? Sind Pflegeverläufe übersichtlich darstellbar?

- Gibt es Querverweise zwischen den Formularen?

- Sind Zusammenfassungen vorgesehen?

- Können Verlaufskurven einfach angefertigt werden?

✓ Sind die Dokumentationsmappen, die Planetten, die Sammelmappen oder die Pflegewagen praktikabel, sicher und haltbar?

- Ist das Auswechseln der Formulare einfach?

- Sind die Mappen leicht zu öffnen und zu schließen?

- Lassen sich die Formulare gut umblättern?

- Sind auch bei der Verwendung einer größeren Anzahl von Formularen alle Informationen gut lesbar?

- Sind die Namen der Bewohner außen an den Mappen und gut zu lesen?

- Wie läßt sich in den Mappen schreiben?

- Sind die Zubehörartikel leicht zu pflegen?

- Besteht Verletzungsgefahr bei der Verwendung der Zubehörartikel?

- Sind die Räder der Pflegewagen feststellbar?

- Sind die Kanten der Pflegewagen, Mappen, Planetten abgerundet?

- Sind die Zubehörartikel ergonomisch gestaltet?

✓ Setzen Sie nur ein speziell für die Pflegedokumentation geeignetes EDV-System ein.

- Beachten Sie die Literaturhinweise zu diesem Thema.

- Prüfen Sie, ob die Software den vorher dargestellten inhaltlichen und methodischen Gütekriterien standhalten kann.

- Eine Software, die nur aus einer sehr allgemein gestalteten Maske besteht, erleichtert Ihre Arbeit nicht.

- Die Software soll nicht nur für die Dokumentation, sondern auch für die Pflegeplanung geeignet sein.

5 Tips zur Einführung der Pflegedokumentation

Die Erkennung und Erhaltung von Potentialen für eine selbständigere Lebensführung in Einrichtungen der Langzeitpflege und Altenhilfe beginnt – wie gezeigt wurde – mit der Auswahl der Instrumente, mit deren Hilfe die Fähigkeiten und Potentiale der Heimbewohner eingeschätzt und bewertet werden. Nicht minder wichtig ist der zweite Schritt: die Einführung dieser Instrumente in die tägliche Pflegearbeit.

ÜBERSICHT 10

Häufige Probleme bei der Einführung und Arbeit mit Pflegedokumentationssystemen.

✗ Die Dokumentationsführung wird nicht gekonnt und nicht verstanden.

✗ Es bleibt unklar, was und wann dokumentiert werden sollte.

✗ Die Dokumentation scheitert an mangelhafter Qualifikation.

✗ Die Dokumentation wird als zu bürokratisch abgelehnt.

✗ Das Dokumentieren kostet viel Zeit, die der „eigentlichen" Pflegearbeit verlorengeht.

✗ MitarbeiterInnen schreiben ungern.

✗ Für die Arbeit mit der Dokumentation werden unqualifizierte Arbeitskräfte (eventuell auch Zivildienstleistende) abgestellt, die in der Pflegearbeit entbehrlich sind.

✗ Anderswo dokumentieren zwar nur leitende Kräfte, jedoch solche, die wenig Einblick in den Zustand der BewohnerInnen und die Arbeitsabläufe haben (z. B. Heimleiter).

✗ Die Dokumentation hat keine Konsequenzen, niemand befaßt sich mehr mit den gesammelten Informationen.

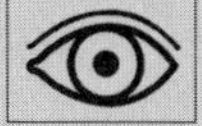

Noch immer stellt die Pflegedokumentation, in deren Rahmen die pflegerische Einschätzung in der Regel stattfindet, einen Fremdkörper im Pflegealltag dar. Probleme, die hier auftreten *(siehe Übersicht 10)* haben in der Regel folgende Ursachen:

▶ mangelnde Unterweisung der MitarbeiterInnen,

▶ mangelhafte Motivation,

▶ Unverträglichkeit der Dokumentationsführung mit Arbeitsabläufen in der Einrichtung.

„Des is' doch so, wenn Sie einen Flug zum Mond machen, gibt's immer Bauchschmerzen, so, und so ist das auch. Was meinen Sie, wieviel Schwierigkeiten man sieht, wenn man das machen soll, Sie wissen auch nicht genau, wie's dadrin funktioniert, des is' 'n Lernprozeß und dieser Lernprozeß ist gleichzeitig damit verbunden, daß man sieht, wie einfach das ist, aber vorher, man sieht einen riesigen Berg vor sich, ja, riesen Weg vor sich."

Ähnlich wie diese Pflegedienstleiterin erfuhren die MitarbeiterInnen zahlreicher Einrichtungen, daß anfängliche Schwierigkeiten mit der Pflegedokumentation und geplanten Pflege überwunden werden können. In diesem Kapitel wurden solche Erfahrungen zusammengestellt, um sie anderen zugänglich zu machen, besonders den Personen, die in Einrichtungen arbeiten, wo die Dokumentation und pflegerische Einschätzung schlecht funktionieren und nicht akzeptiert werden.

Was tun, damit die Pflegedokumentation und ihre Funktion verstanden werden?

① Verschaffen Sie sich einen Überblick über die existierenden Dokumentationssysteme mit Hilfe von Fachzeitschriften, Demonstrationsdisketten und Videokassetten. Teilnahme an Messen und Besuche von Vertretern reichen nicht aus, da die Art der Präsentation zur vorschnellen Entscheidung für ein System führen könnte, das den Anforderungen und der Einrichtung nicht gerecht wird und darüber hinaus die vorher beschriebenen Qualitätsanforderungen (Kapitel 3) nicht erfüllt.

Neue Lernprozesse

② Setzen Sie nicht voraus, daß Ihre MitarbeiterInnen und Kolleginnen (die Schulabgänger nicht ausgenommen) bereits mit Pflegedokumentationen vertraut sind.

Plan

③ Planen Sie die Einführung sorgfältig. Berücksichtigen Sie dabei den erforderlichen

Zeit

▶ Zeitbedarf (sowohl für externe als auch interne Fortbildungsveranstaltungen als auch für die begleitende Einführung),

Kosten

▶ Kostenaufwand (Allein für die Schulungen wird er sich – je nach Einrichtungsgröße – wahrscheinlich auf mehrere Tausend Mark belaufen),

Organisation

▶ organisatorische Erfordernisse (etwa veränderte Dienstplanung, Reorganisation wichtiger Vorgänge),

Menschenführung

Erfahrungsaustausch

▶ Aufgaben der Menschenführung (Benötigt wird genügend Spielraum für die Überzeugungsarbeit mit den MitarbeiterInnen, sowie Zeit und Raum für Erfahrungsaustausch.

Fremderfahrungen

④ Nutzen Sie positive Erfahrungen und das Know How anderer Einrichtungen. Laden Sie Kollegen ein, die berichten können, besuchen Sie ein anderes Heim. Aber Vorsicht: zu positive „Musterbeispiele" können eventuell entmutigend wirken, wenn deren Praxis unerreichbar erscheint.

⑤ Wenn Sie sich für ein Dokumentationssystem einer Herstellerfirma entschieden haben, handeln Sie günstige Bedingungen speziell im Hinblick auf Schulungen aus. Verzichten Sie keinesfalls auf die einführende und schon gar nicht auf die begleitende Schulung! Sparen Sie lieber bei der Ausstattung (etwa Mappen und Schränke für die Aufbewahrung), niemals jedoch bei der Investition in die Fortbildung.

Schulungen durch Hersteller

⑥ Erfahrungsgemäß müssen Sie mindestens mit einer Einführungsphase von sechs Monaten rechnen. Zu Beginn dieser Zeit finden die ersten Schulungen statt, die etwa nach zwei Monaten wiederholt werden sollten. Eine begleitende Unterweisung am Arbeitsplatz ist empfehlenswert. Laden Sie beispielsweise den Repräsentanten des Herstellers jede zweite Woche ein, um an ihn Fragen zu stellen, die zwischenzeitlich aufgetreten sind.

Einführungsphase

⑦ Führen Sie Erfolgskontrollen durch, um sich zu überzeugen, ob alle MitarbeiterInnen das Dokumentationssystem verstehen. Diskutieren Sie schwierige Begriffe, Kategorien und die Dokumentationsregeln, die als allgemein verbindlich akzeptiert werden müssen.

Erfolgskontrollen

⑧ Legen Sie fest, wie neue MitarbeiterInnen in der Dokumentationspraxis unterwiesen werden sollen. Benennen Sie die dafür verantwortliche Person.

Neue Mitarbeiter

⑨ Richten Sie Besprechungen zum Zweck eines Erfahrungsaustausches ein. Laden Sie dazu die Vertreter verschiedener Berufsgruppen ein, die zu der Dokumentation beitragen sollen. In einem Qualitätszirkel könnten hartnäckige Dokumentationsprobleme bearbeitet werden.

Andere Berufsgruppen

Qualitätszirkel

⑩ Alle MitarbeiterInnen sind wichtige Quellen der zu dokumentierenden Information. Die Führung der Dokumentation obliegt jedoch einer qualifizierten

Informationsquellen

Pflegekraft, die die Verantwortung trägt, die Informationen zusammenführt und für die Umsetzung der Dokumentation in die Pflegeplanung sorgt.

Was ist zu tun, damit die Pflegedokumentation akzeptiert wird?

„Warum soll ich mich hinsetzen und unsinnige Arbeiten vollbringen! Das ist für mich unsinnige Arbeit, ja? Weil das ist nicht meine Hauptaufgabe."

(Feststellung einer Krankenschwester)

Aufgaben, wie die pflegerische Einschätzung und Pflegedokumentation, werden oft nur sehr widerwillig wahrgenommen. Viele MitarbeiterInnen sehen nicht ein, daß diese Arbeit mit ihrer „eigentlichen Aufgabe" am Pflegebett oder mit dem Klienten etwas zu tun hat. Diese Auffassung verfestigt sich, wenn Informationen zwar dokumentiert, aber nicht in der Pflege genutzt werden! Die Einführung der Pflegedokumentation und pflegerischen Einschätzung ohne Pflegeplanung gleicht dem Trockenschwimmen.

▶ Beginnen Sie deshalb vom ersten Moment an, die Informationen als die wichtigste Grundlage pflegerischer Entscheidungen zu nutzen.

▶ Zeigen Sie Ihren Kollegen und Mitarbeiterinnen, daß die erhobenen Angaben die pflegerische Perspektive widerspiegeln und daß sie deshalb eine direktere Beziehung zur Pflegetätigkeit haben als die Feststellungen und Diagnosen anderer Professioneller, etwa der Ärzte.

▶ Führen Sie (falls nicht bereits vorhanden) Fallbesprechungen ein, in denen die dokumentierten Kenntnisse von dem Bewohner, von seinem Zustand und seiner Situation aufgegriffen werden.

- Versuchen Sie, den Erfolg der Pflegemaßnahmen auf der Basis der dokumentierten Informationen zu bewerten. Weisen Sie darauf hin, daß sich die Fortschritte der BewohnerInnen (etwa wiedergewonnene Fähigkeiten oder der Rückgang vom Dekubitus) am besten mit der Dokumentation nachweisen lassen.

- Verwenden Sie die Pflegedokumentation und die pflegerische Einschätzung, um gegenüber den Kostenträgern den tatsächlichen Zustand der Bewohner zu belegen. Fordern Sie die Vertreter der Medizinischen Dienste der Krankenversicherung auf, ihre Begutachtung nach dem dokumentierten Verlauf auszurichten.

- Nutzen Sie die pflegerische Einschätzung und die Pflegedokumentation auch als eine Argumentationshilfe, die ihnen ermöglicht, sich beispielsweise gegenüber jenen Ärzten durchzusetzen, die wenig Verständnis für die Belange alter, chronisch beeinträchtigter Patienten aufbringen.

Probleme mit der Motivation entstehen auch dann, wenn die Dokumentation zwar genutzt wird, aber ausschließlich für andere Zwecke als für die Pflegearbeit (z. B. für die Abrechnung). Dann kann die Dokumentation leicht zu einer unliebsamen bürokratischen Aufgabe werden, die dem Pflegepersonal zusätzlich aufgebürdet wird. Diese Ablehnung verstärkt sich,

- wenn die dokumentierten Informationen über die Pflegemaßnahmen einseitig zur MitarbeiterInnenkontrolle gebraucht werden,

- wenn die Dokumentation von oben angeordnet oder eingeführt wird, ohne daß die Pflegekräfte vorher informiert wurden und ein Mitspracherecht hatten.

Was ist zu tun, damit die Dokumentation und die pflegerische Einschätzung mehr Nutzen als Belastung bringen?

Empfehlungen zu dieser Fragestellung wurden bereits im Zusammenhang mit der Auswahl der Instrumente gegeben. Sie beziehen sich speziell auf

- die Informationsmenge (Angaben, mit denen im Pflegeprozeß nicht gearbeitet wird, sollen auch nicht erhoben und gespeichert werden!)

- die Informationsart (Genauigkeit ist besser als die ausufernde, aber ungenaue Information.)

- die Zeiträume der Dokumentation (In der Langzeitbetreuung und Langzeitpflege müssen nicht sämtliche Aufgaben täglich neu festgehalten werden, die Abbildung des Verlaufs ist jedoch wichtig.)

- die Praktikabilität (Vorzug haben standardisierte, verständliche, wenig Schreibarbeit erfordernde und gut zu handhabende Systeme. Die computerunterstützte Dokumentation kann Vorteile haben.)

Hinzu kommen einige weitere Empfehlungen:

- Die Aufgaben der Dokumentation sollen nicht auf die „Schwächsten" (die Hilfskräfte, Praktikantinnen und Zivildienstleistende) abgewälzt werden.

- Alle Beteiligten – der Bewohner/die Bewohnerin, die Angehörigen und vor allem sämtliche an der Betreuung mitwirkenden MitarbeiterInnen – sind wichtige Informationsquellen, die zur Darstellung des Zustandes, vor allem aber zur Erkennung der Fähigkeiten und Potentiale beitragen können. Nicht alle MitarbeiterInnen müssen jedoch mit der Dokumentation betraut werden. Vielmehr erfragt eine qualifizierte Pflegekraft die Angaben von diesen In-

formanten, trägt sie zusammen und dokumentiert
sie.

- Suchen Sie sich für die Dokumentation, speziell jedoch für die pflegerische Einschätzung, Zeiten
aus, in denen in der Abteilung etwas mehr Ruhe
herrscht, damit die Arbeitsroutine nicht durchein-
ander kommt.

Literaturhinweise

Fähigkeiten und Potentiale von Heimbewohnern

Hirsch, R.D. (1991): Lernen ist immer möglich. München, Basel: Ernst Reinhardt Verlag

Selby, P. & Griffiths, A. (1988): Wegweiser zu einem Lebenswerten Altern. Vorbereitung, Bewältigung, Fürsorge. Speziell Teil III: Die Betreuung eines alten Menschen. Carnforth: Parthenon und Bern, Stuttgart, Toronto: Verl. Hans Huber, 143-209

Saub, W. (1993): Alter und Umwelt. Eine Einführung in die Ökologische Gerontologie. Stuttgart, Berlin, Köln: Kohlhammer

Wahl, H.-W. (1991): "Das kann ich allein!" Selbständigkeit im Alter: Chancen und Grenzen. Bern, Göttingen, Toronto: Verl. Hans Huber

Pflegedokumentationen

Francois-Kettner, H. & S. Kern (Hg.) (1989): Informationssysteme, Dokumentationssysteme, Pflegeplanung. Werkstattgespräch Universitätsklinikum Steglitz. Berlin: I & D-Verlag

Grieshaber, U. (1989): Pflegen und dokumentieren. Der Krankenpflegeprozeß. Forum Sozialstation 13, 46, 20-26

Kämmer, K. (1994): Eine Chance für alle. Richtige Pflegedokumentation erleichtert eine systematische Planung. Heim und Pflege 25, 5, 160-163

Kellnhauser, E. & U. Zawada (1989): Pflegeplanung und Pflegedokumentation in der ambulanten Pflege. Düsseldorf: Visitas

Pflegeplanung

Andries, A. (1991): Probleme mit der Pflegeplanung.
Die Schwester / Der Pfleger 30, 9, 812-81

Braun, U. & Halisch, R. (1989): Pflegeplanung als Arbeits-
stil. Hannover: Vincentz

Fiechter, V. & Meier, M.(1988): Pflegeplanung. Eine
Anleitung für die Praxis, 6. Aufl., Basel: RECOM

Eilers, P. (1987): Widerstände bei der Einführung von
Pflegedokumentation und Pflegeplanung. Deutsche
Krankenpflegezeitschrift 40, 3, 175-177

Kowalzik, U. (1993): Gute Pflege. Ergebnisse eines
Diskurses. Die Schwester / Der Pfleger 32, 1, 22-25

Kriesten U. & H.-P. Wolf (1994): Übungshandbuch zur
Pflegeplanung in der Altenpflege. 3. Aufl., Hagen: Brigitte
Kunz Verlag

Mayeres, M. (1993): Ratinger Pflegeplan-Konzept.
Evangelische Impulse 1993, 4, 26-28

Pflegeprozeß

Aggleton, P & H. Chalmers (1989): Pflegemodelle und
Pflegeprozeß. Deutsche Krankenpflegezeitschrift,
Beilage, 42, 5, 1-32

Mischo-Kelling, M. (1992): Theoretische Grundlagen der
Pflege. In: Mischo-Kelling, M. & Avenarius, H. J. (Hg.):
Innere Medizin und Krankenpflege. 2. Aufl., München,
Wien, Baltimore: Urban & Schwarzenberg, 1-30

Müller, U. (1989): Der Pflegeprozeß. Teil I. Krankenpfle-
ge-Journal 27, 1/2, 24-28

Müller, U. (1989 a): Der Pflegeprozeß. Teil II. Kranken-
pflege-Journal 27, 3, 15-19

Pflegerische Einschätzung / Assessment

Corr, D.; Corr, C. (1992): Gerontologische Pflege. Herausforderung in einer alternden Gesellschaft, Bern, Göttingen, Toronto, Seattle: Verlag Hans Huber

Garms-Homolová, V. (1995): Präzision statt Schema F. Klientenbeurteilung und Pflegeplanung mit Resident Assessment Instrument (RAI). Forum Sozialstation 19, 10, 40-41

Garms-Homolová, V. (1995): Das RAI-System: Ein internationales Instrument zur Bewertung der Kosten und Verbesserung der Pflegequalität. Public Health Forum, 3, 8, 18-20

Garms-Homolová, V.; Gilgen, R. & U. Weiss (1996): RAI System zur Klientenbeurteilung und Dokumentation. Köln: Kuratorium Deutsche Altershilfe, Forum 28

Nikolaus, T. & N. Specht-Leible (1992): Das geriatrische Assessment. Umfassende medizinische und soziale Beurteilung des älteren Menschen unter besonderer Berücksichtigung seiner funktionellen Fähigkeiten. München: MMV

Runge, M.; Rehfeld, G. (1995): Geriatrische Rehabilitation im Therapeutischen Team. Stuttgart / New York: Georg Thieme Verlag

Stösser, A. v. (1992 b): ATL: Die Pflege eines pflegebedürftigen Pflegemodells. Deutsche Krankenpflegezeitschrift 45, 1, 46-51

Stösser, A. v.; Thierhof A.; Christiansen, I.; Sonnenberg, B. (1996): Das Modell der Lebensaktivitäten wird zum Dogma. Forum Sozialstation 20, 78, 42-44

Pflegestandards

Geil, C. & C. Wöretshofer (1993): Das haben wir schon immer so gemacht. Über Sinn und Zweck von Pflegestandards. Die Schwester / Der Pfleger 32, 8, 657-663

Kellnhauser, E. (1991): Die Sicherung der Qualität in der Krankenpflege. Eine Herausforderung für die Zukunft. Die Schwester / Der Pfleger 30, 4, 332-335

Kellnhauser, E. (1992): Qualitätssicherung ist für die Krankenpflege sehr wichtig. Die Rolle der Pflegeplanung und Pflegedokumentation bei der Darstellung der Pflegequalität. Krankenhaus Umschau 61, 12, 891-898

Kellnhauser E. (1993): Grundlagen der Qualitätssicherung in der Pflege. Die Schwester / Der Pfleger, 32, 3, 245-250

Kellnhauser, E. (1993 a): Pflegestandards. Arzneimitteltherapie – Pflegequalität durch pflegerische Maßnahmen. Die Schwester / Der Pfleger 32, 8, 651-657

Schaber, A. (1993): Projektgruppe Pflegestandards. Erfahrungsbericht einer Arbeitsgruppe. Die Schwester/ Der Pfleger 32, 3, 664-667

Schaber, A. (1994): Der Pflegeprozeß als Instrument der Qualitätsmessung im Krankenhaus. Pflegezeitschrift, Beilage, 47, 12, 13-22

Stösser A. v. (1992): Pflegestandards. Erneuerung der Pflege durch Veränderung der Standards. Berlin: Springer

Stösser A. v. (1993): Maßarbeit bis ins Detail. Mit dem Einsatz von Standards die Pflegequalität sichern. Forum Sozialstation 17, 65, 16-19

Stösser A. v. (1994): Maßarbeit bis ins Detail. Mit dem Einsatz von Standards die Pflegequalität sichern. Teil II. Forum Sozialstation 18, 67, 44-47

EDV für Pflegedokumentation

Brandt, S. (1992): Elektronische Datenverarbeitung und Krankenpflege. Heilberufe, 44, 2, 96-100

Christa, H. (1992): EDV im Altenheim - lohnt sich das überhaupt? Der Computer hilft nur wenn die Mitarbeiter qualifiziert genug sind. Altenpflege 17, 4, 250-251

Heymach, H. (1992): Computertastatur statt Kugelschreiber. Elektronische Datenverarbeitung bringt Arbeitserleichterung für Pflegeplanung und Pflegedokumentation. Altenpflege 17, 7, 450-451

Kaulfuß, W. (1993): Kann EDV die Papierdokumentation ersetzen? Altenheim 32, 8, 610-617

Kreidenweis, H. & U. Gernert (1995): Softwareberater für ambulante Dienste. Anforderungen, Lösungen, Praxistips. Freiburg i. Br.: Lambertus

Stichwortverzeichnis

Wahrnehmen und Motivieren:

Erinnerungsschätze gemeinsam heben

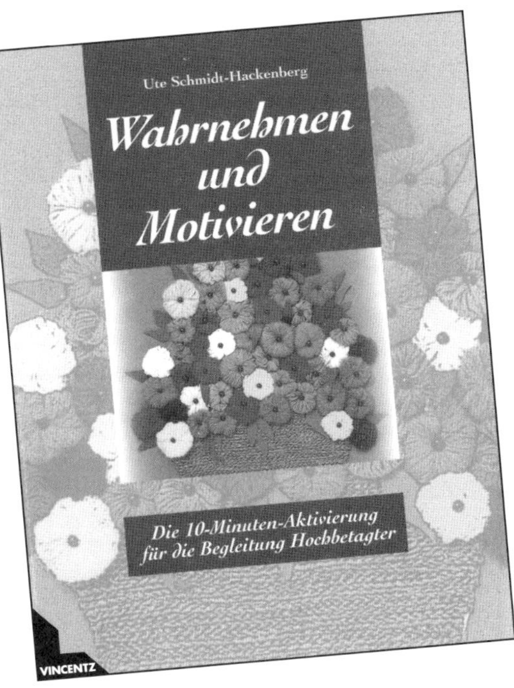

„Ich würde ja gerne aktivieren, aber es fehlt die Zeit."

Da bietet sich die 10-Minuten-Aktivierung an. Deren Idee beruht darauf, die Kontakte zu den Bewohnern zu verbessern und dabei beiden gerecht zu werden – Hochbetagten *und* Mitarbeitern.

Ute Schmidt-Hackenberg

Wahrnehmen und Motivieren

10-Minuten-Aktivierung für die Begleitung Hochbetagter
1996, 136 Seiten, kart.,
42,00 DM / öS 307,00 / sFr 39,00, Best.-Nr. 18311

Vincentz Verlag · Postfach 62 47 · D- 30062 Hannover
Telefon (05 11) 99 10-033 · Telefax (05 11) 99 10-039
eMail: buecherdienst@vincentz.de
http://www.altenhilfe.de/

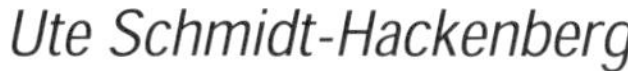

VINCENTZ